Sami Mzabi

L'abattage selon le rite islamique

Sami Mzabi

L'abattage selon le rite islamique

L'abattage Rituel Islamique de l'Aid El Kébir et les différentes préparations familiales à base de viande en Tunisie

Presses Académiques Francophones

Impressum / Mentions légales

Bibliografische Information der Deutschen Nationalbibliothek: Die Deutsche Nationalbibliothek verzeichnet diese Publikation in der Deutschen Nationalbibliografie; detaillierte bibliografische Daten sind im Internet über http://dnb.d-nb.de abrufbar.

Alle in diesem Buch genannten Marken und Produktnamen unterliegen warenzeichen-, marken- oder patentrechtlichem Schutz bzw. sind Warenzeichen oder eingetragene Warenzeichen der jeweiligen Inhaber. Die Wiedergabe von Marken, Produktnamen, Gebrauchsnamen, Handelsnamen, Warenbezeichnungen u.s.w. in diesem Werk berechtigt auch ohne besondere Kennzeichnung nicht zu der Annahme, dass solche Namen im Sinne der Warenzeichen- und Markenschutzgesetzgebung als frei zu betrachten wären und daher von jedermann benutzt werden dürften.

Information bibliographique publiée par la Deutsche Nationalbibliothek: La Deutsche Nationalbibliothek inscrit cette publication à la Deutsche Nationalbibliografie; des données bibliographiques détaillées sont disponibles sur internet à l'adresse http://dnb.d-nb.de.

Toutes marques et noms de produits mentionnés dans ce livre demeurent sous la protection des marques, des marques déposées et des brevets, et sont des marques ou des marques déposées de leurs détenteurs respectifs. L'utilisation des marques, noms de produits, noms communs, noms commerciaux, descriptions de produits, etc, même sans qu'ils soient mentionnés de façon particulière dans ce livre ne signifie en aucune façon que ces noms peuvent être utilisés sans restriction à l'égard de la législation pour la protection des marques et des marques déposées et pourraient donc être utilisés par quiconque.

Coverbild / Photo de couverture: www.ingimage.com

Verlag / Editeur:
Presses Académiques Francophones
ist ein Imprint der / est une marque déposée de
OmniScriptum GmbH & Co. KG
Heinrich-Böcking-Str. 6-8, 66121 Saarbrücken, Deutschland / Allemagne
Email: info@presses-academiques.com

Herstellung: siehe letzte Seite /
Impression: voir la dernière page
ISBN: 978-3-8416-3139-8

Zugl. / Agréé par: Paris, Ecole Vétérinaire Maisons Alfort, Faculté de Médecine de Paris, Année 1979

Copyright / Droit d'auteur © 2015 OmniScriptum GmbH & Co. KG
Alle Rechte vorbehalten. / Tous droits réservés. Saarbrücken 2015

Dr Sami MZABI

L'ABATTAGE SELON LE RITE ISLAMIQUE ET LES DIFFERENTES PREPARATIONS FAMILIALES A BASE DE VIANDE EN TUNISIE

PREFACE

Par cet ouvrage l'auteur a voulu retracer un événement important relatif aux traditions religieuses les plus ancrées dans le monde musulman.

Se référant aux textes religieux, le Coran et les Hadith, l'auteur, imprégné dés son enfance par ces coutumes, a voulu décrire l'ambiance familiale chaleureuse qui règne lors de ces fêtes religieuses et la générosité du musulman à aider les plus démunis.

Cet événement d'abattage rituel qui pourrait paraître barbare pour certains ne l'est plus si l'on respectait scrupuleusement les règles religieuses émanant du Coran et des Hadith.

Partout sur cette terre nous consommons de la viande sans se soucier du côté « bien être animal », autant se référer à des règles divines qui nous permettent de sacrifier l'animal sans angoisse et sans douleur.

S'appuyant sur des expériences et résultats scientifiques, l'auteur a voulu expliquer au profane que l'idée que l'on se fait au vu d'un abattage rituel classique est uniquement faussée par la vue du sang et des convulsions de l'animal.

En réalité et preuves scientifiques à l'appui un abattage rituel pratiqué dans les règles de l'art évite toute douleur à l'animal à sacrifier pour ainsi satisfaire les besoins en viande de l'être humain.

Les règles édictées par les livres saints permettent d'enrayer l'idée que se font certains sur la barbarie de cet acte.

L'auteur

TABLE DES MATIERES

INTRODUCTION P.6

PREMIERE PARTIE
COMMENT EST NEE LA COUTUME DE L'ABATTAGE RITUEL ?

- A. : Le Coran et le Hadith, points de référence des croyances religieuses des musulmans. P.9
    1. Le Coran : P.9
    2. Le Hadith : P.9
    3. Le Prophète Mouhammed : P.10
- B. Origine du rite islamique de l'abattage : P.11
    1. Histoire d'Ibrahim et de son fils Ismaïl : P.11
    2. Conséquences du sacrifice d'Ibrahim : tradition musulmane de l'abattage. P.13
        a) Le sacrifice rituel à l'occasion du Pèlerinage à la Mecque : P.13
        b) Le sacrifice rituel à l'occasion de la fête de « l'Aid el Kebir » (Aid –El-Idha) P.14
        - Valeur religieuse du sacrifice aux yeux du musulman P.14
        - Des préparatifs de l'Aïd El Kébir P.14
    3. Des viandes que la religion musulmane prohibe et de celles qu'elle autorise : P.16

DEUXIEME PARTIE
LES REGLES RELIGIEUSES DE L'ABATTAGE

1. LES ANIMAUX CONCERNES : P.19
    a) Le chameau : P.19
    b) Le mouton : P.20
    c) Le bovin : P.21
    d) Les caprins : P.21
2. La préparation de l'animal : mise à la diète : P.21
3. Le déroulement de l'abattage: P.22

- a) Le sacrificateur : P.22
- b) Orientation de l'animal vers la Mecque : signification de La "KAABA" P.23
- c) La saignée : P.24
  - c.1 Le couteau : P.24
  - C.2. Contention et jugulation des ovins et des caprins P.25
  - C.3. Contention et jugulation des bovins : P.26
  - C.4. Contention et jugulation des camélidés : P.26
- d) Le soufflage : P.27
- e) L'accrochage de la carcasse P.28
- f) L'habillage : P.28
  - f1 : Décollement de la peau après gonflage P.28
  - f2 : L'éviscération P.28
- g) La découpe de la carcasse et la destination des différents quartiers P.31
- h) Le salage et le séchage de la peau P.32

TROISIEME PARTIE
LES PREPARATIONS FAMILIALES A BASE DE VIANDE DE MOUTON

- A. PREPARATION DE LA VIANDE DESTINEE A LA CONSOMMATION IMMEDIATE. P.35
  1. Le « Méchoui » P.35
  2. La « Kelaia » P.36
  3. La « Kamounia » P.36
  4. La « Hergma » P.36
  5. La « Liata » P.37
  6. Le « Mosli » ou tête d'agneau rôtie P.37
  7. La "Dawara" P.37
- B. PREPARATION DE LA VIANDE EN CONSERVE P.38
  1. Le « Osben sec » ou abats séchés P.38
  2. Le « Kadid » P.39
  3. Les « merguez » ou saucisses de viande et de graisse. P.40

QUATRIEME PARTIE
ETUDE CRITIQUE

A. LES REGLES D'HYGIENE A OBSERVER DANS LE SACRIFICE RITUEL. P.42
B. MODE D'ABATTAGE P.44
   1) POINT DE VUE HUMANITAIRE : P.44
   2) POINT DE VUE SCIENTIFIQUE P.45
   3) POINT DE VUE ECONOMIQUE: Influence du rite sur l'élevage et sur le prix du mouton P.49

<u>CONCLUSION</u> **P.51**

BIBLIOGRAPHIE

<u>BIBLIOGRAPHIE</u> **P.54**

INTRODUCTION

Depuis la plus haute antiquité, il est fait mention de sacrifices d'enfants consentis et voulus par leurs géniteurs : Tel Agamemnon immolant Iphigénie pour obtenir la faveur de Neptune, et Tantale, son fils Pélops dont il servit la chair aux dieux pour les accueillir dignement dans son palais.

Déjà aux premiers âges de l'humanité le Coran cite le cas de Cabil (Caïn) et d'Habil (Abel) les fils d'Adam qui offrirent au Tout–Puissant l'un un bélier, l'autre des fruits. Dieu agréa l'oblation d'Habil et refusa celle de Cabil. Comme il est connu, celui ci, c'est à dire Caïn, par dépit et par jalousie tua son frère Habil (30 p.177).

Au temps encore de Moise, Allah exigea des fils d'Israël, l'immolation d'une génisse, Moïse dit à son peuple : *« Allah vous ordonne d'égorger une génisse »*. *« Prie ton Seigneur pour nous afin qu'il nous précise ce qu'elle doit être ! »*

« Ce doit être une génisse ni trop vieille ni trop jeune pour porter mais entre les deux âges. Faites ce qui vous est ordonné ! ».

« Prie pour nous ton seigneur qu'il nous précise la couleur de cette génisse ».

- *Le Seigneur dit, répondit Moise : « Ce doit être une génisse rousse, d'un roux franc, plaisante à regarder »*.
- *« Prie pour nous ton Seigneur pour qu'il nous précise ce que doit être encore cette*

génisse. Les génisses se ressemblent pour nous ».

- *Le Seigneur dit, répondit Moise : « ce doit être une génisse non avalie par le labour de la terre et l'arrosage du sol labouré, sans défaut ni stigmate »*
- *Le peuple dit alors : « tu es venu avec la Vérité, et ils égorgèrent la génisse »* (6 p.37, 38)

Le travail que nous présentons se rapportera à la tradition musulmane de l'abattage, à l'occasion de l'Aïd-el-kébir, hérité du sacrifice que voulait consentir Ibrahim de son fils Ismail pour faire acte d'obéissance à l'ordre d'Allah.

Nous passerons ensuite à l'énonciation des règles religieuses de l'abattage selon les préceptes dictés par le Coran et le Hadith ainsi que les préparatifs culinaires qui accompagnent ce rite en Tunisie.

Nous terminerons par une étude critique de ce mode d'abattage.

PREMIERE PARTIE

COMMENT EST NEE LA COUTUME DE L'ABATTAGE ?

A. : Le Coran et le Hadith points de Références des croyances religieuses des musulmans.

1. Le coran :

Les arabes musulmans se considèrent comme les descendants d'Ibrahim et de son fils Ismail qu'il a eu de son esclave égyptienne Agar.

C'est ce qu'établit leur livre sacré, le Coran, révélé par Allah au Prophète Mouhammed (Mahomet) par son porte-voix l'archange Gébril (Gabriel), appelé l'Esprit de Sainteté.

Ces révélations ont été dictées au Prophète entre 612 et 632 de l'ère Chrétienne, d'abord à la Mecque puis à Médine et composées de 114 chapitres ou sourates.

Le Coran a pour dogme la croyance d'un Dieu unique (Allah) dont Mouhammed est le dernier prophète et dont les cinq piliers de l'Islam sont la « Chahada » qui est l'attestation de foi de l'unicité de Dieu et de la prophétie de Mouhammed, la prière (les cinq prières quotidiennes ou « Salat ») qui peuvent être faites partout en direction de la Mecque, l'aumône ou « Zakat » destinée aux pauvres, le jeûne du mois de Ramadan de l'aube au coucher du soleil et le pèlerinage à la Mecque ou « Hadj » qui doit être effectué par le croyant au moins une fois dans sa vie s'il a les moyens physiques et matériels.

2. Le Hadith :

Outre le Coran, les musulmans s'appuient sur le « Hadith » pour renforcer leur croyance et s'assurer du bien fondé des préceptes religieux qu'ils doivent suivre.

Celui-ci est le recueil de témoignages, d'actes, de parole et même du mutisme gardé par le Prophète Mouhammed dans certaines situations de sa vie privée et de sa vie publique durant son apostolat. Ces traditions islamiques ont été transmises après la mort du Prophète par des témoins oculaires ou auditifs dont la bonne foi était au dessus de tout soupçon puisqu'il s'agissait de ses proches dont sa femme Aïcha et de ses compagnons.

3. Le prophète Mouhammed :

La religion musulmane a été enseignée aux Arabes par le prophète Mouhammed qui naquit à la Mecque aux environs de l'année 578 de l'ère chrétienne. Dans le Coran, il est révélé que sa venue avait déjà été annoncée par Jésus-Christ lui-même : Jésus fils de Marie dit :

« O fils d'Israël ! Je suis l'Apôtre d'Allah vers vous, déclarant véridique ce qui, de la Thora, est antérieur à moi et annonçant un Apôtre qui viendra après moi dont le nom sera Ahmed », ce texte faisant écho à l'Evangile de Jean, XIV, 16 : « Je prierai le Père et Il vous donnera un autre Directeur » (6p.593).

Comme à Moïse et à Jésus qui ont eu pour Signes évidents de leur qualités d'Envoyés de Dieu, l'un la fameuse baguette qui se transformait en serpent pour faire échec aux baguettes magiques des sorciers du Pharaon, l'autre le miracle de sa naissance, l'immaculée Conception, et le Pouvoir de ressusciter les morts, Allah a offert à Mouhammed le Coran dont la lecture inspire aux Musulmans une irrésistible admiration due à la magie de son style et à l'harmonie de ses versets.

B. Origine du rite islamique de l'abattage :

1. Histoire d'Ibrahim et de son fils Ismaïl :

Le Patriarche Ibrahim père d'Ismail, d'Isaac et de Jacob s'était rapproché tellement de Dieu qu'il fut surnommé l'Ami d'Allah. Dès sa plus tendre enfance, il eut à s'opposer à son père et à son peuple qui adoraient des idoles.

« *Que sont ces statues devant lesquelles vous vous tenez ?* Ils répondirent : *« Nous avons trouvé nos pères les adorant. »« Certes, vous et vos pères vous êtes dans un égarement évident….. Votre Seigneur est le Seigneur des Cieux et de la Terre, c'est lui qui les a créés et je suis de ceux qui en témoignent »* (6p.352). Décidé à détruire ces fausses divinités, il attendit que les gens de sa tribu eussent le dos tourné pour mettre en pièces toutes les statues sauf la plus grande au cou de laquelle il attacha sa hache. Quand ils constatèrent l'acte sacrilège d'Ibrahim, ils ne manquèrent pas de porter leurs soupçons sur lui : *« C'est toi, demandèrent-ils, O Ibrahim ! Qui as fait ceci à nos idoles ? »« Non ! répondit-il, ceci a été fait par celle-ci, la plus grande »* (6p.352). Et il la désigna de la main droite qui en fait avait commis le massacre. Ils le jugèrent et le condamnèrent à être brûlé vif *« Construisez pour lui un four et jetez- le dans la fournaise ! »* (6 p.478). Mais Dieu le sauva en le rendant insensible au feu. *« Mais Nous (Allah) dîmes : O feu ! Sois froid et salut pour Ibrahim ! »* (6p.352).

Quand il fut avancé en âge, il pria Allah de lui accorder un fils : *« Seigneur ! Accorde-moi un (fils) parmi les Saints ! »* (6p.478). Dieu lui envoya des anges pour lui annoncer que son vœu allait être exaucé. *« Nos émissaires apportèrent la bonne nouvelle à*

Ibrahim qui ne tarda pas à apporter un veau rôti ». Quand il se rendit compte que « leurs mains ne se portaient pas vers ce mets » (6p.253), il fut effrayé mais les anges le rassurèrent.

Sa femme manifesta beaucoup de scepticisme à l'annonce de cette nouvelle. « *Enfanterai-je alors que je suis une vieille stérile et que mon époux que voici est un vieillard ?* » - « *Ne t'étonne point de l'ordre d'Allah !* » *Lui répondirent les émissaires de dieu (6p.253).*

Quand l'enfant vint, suivi d'un autre, Ibrahim glorifia Dieu en ces termes : « *Louange à Allah, qui, malgré ma vieillesse m'a accordé Ismaïl et Isaac ! En vérité, mon Seigneur entend certes bien la prière !* » (6p.283). Quand Ismail fut parvenu à l'âge de l'adolescence, son père Ibrahim fit un songe qu'il interpréta comme un ordre que lui donnait Dieu de lui offrir ce fils en sacrifice « *Mon cher fils ! En vérité, je me vois en songe, en train de t'immoler! Considère ce que tuen penses !* » (6p.479) « *Mon cher père, fais ce qui t'est ordonné! Tu me trouveras, s'il plait à Allah, parmi les Constants* » *(6 p. 479).* Alors qu'Ibrahim s'apprêtait à obtempérer à ce qu'il croyait être la volonté de Dieu, Celui-ci lui envoya un ange avec un mouton qu'il lui ordonna de lui offrir en sacrifice au lieu et place de son fils qui était consentant.

« *Nous (Allah) lui criâmes : Ibrahim ! Tu as cru en ton rêve ! En vérité, c'est là l'épreuve évidente ! Nous le libérâmes contre un sacrifice solennel et Nous le perpétuâmes parmi les Modernes* ».

« Salut sur Ibrahim ! Il est parmi Nos serviteurs croyants ; Nous lui annonçâmes la venue d'Isaac, prophète parmi les Saints » (6p.479)

2. Conséquences du sacrifice d'Ibrahim : traditions musulmanes de l'abattage.

a) *Le sacrifice rituel à l'occasion du Pèlerinage à la Mecque :*

Ce récit Coranique du sacrifice consenti par Ibrahim, donna naissance à ce rite qui est surtout observé à l'occasion du pèlerinage à la Mecque qui s'accompagnait du sacrifice d'un animal. En effet celui-ci est le point culminant des actes accomplis par le pèlerin. Il est destiné à unir après plusieurs jours de prières le Croyant et Allah. Il a lieu le dix de « Dhou-El-Hijah », dernier mois lunaire du calendrier arabe.

La victime était, du temps du Prophète, un chameau pour les grands nomades et un mouton pour les petits nomades et les sédentaires. Ce sacrifice n'est pas un holocauste, car la viande est en partie consommée par le pèlerin et les nombreux besogneux qui l'entourent. Il ne sanctifie ni ne rachète son auteur et il est conçu comme un hommage rendu à Allah et une preuve de fidélité à Ses prescriptions. Dans cet ordre d'idées le Prophète a dit : « Rien n'est plus agréable à Allah que le sacrifice. Celui qui ne pourra pas se procurer de victimes jeûnera trois jours durant le pèlerinage et sept jours quand il rentrera dans ses foyers ». Actuellement les pèlerins venus de toute part du monde musulman et dépassant selon les années les deux millions sacrifient à la fin du pèlerinage, lors du retour à Mina (ville prés de la Mecque là où Ibrahim allait consommer le sacrifice de son fils Ismaïl), un nombre considérable d'ovins qui sont destinés pour la plupart à rester inconsommés. Le sacrifice rituel ayant pour emplacement l'oratoire en plein vent de Mina.

L'important pour le pèlerin dans ce rite est d'égorger, de faire couler le sang pour faire preuve de dévotion même s'il ne mange pas sa part de la victime.

   b) Le sacrifice rituel à l'occasion de la fête de « l'Aid el Kebir » (Aid –El-Idha)

— <u>Valeur religieuse du sacrifice aux yeux du musulman.</u>

Le sacrifice rituel n'incombe pas seulement aux pèlerins de la Mecque mais à tout musulman libre, adulte de par le monde, qui en aurait les moyens. Le Prophète a dit : « Je n'autorise pas l'abandon du sacrifice à celui qui en a les moyens ». En effet c'est une preuve d'obéissance aux prescriptions divines. « Pour vous, Nous avons placé les animaux sacrifiés, parmi les choses sacrées d'Allah. Un bien s'y trouve pour vous. Invoquez sur eux, vivants, le nom d'Allah ! Quand ils sont sans vie, mangez-en et nourrissez-en l'impécunieux et le démuni ».

« Ni leurs chairs ni leur sang n'atteindront Allah, mais, seule, votre piété l'atteindra » (6p.362)

— <u>Des préparatifs de l'Aid-El –Kébir</u>

A l'occasion de l'Aid-El-Kébir, les gens aisés dans les villes et les campagnes font l'acquisition de moutons ou de taureaux destinés à l'immolation recommandée par Allah. Les uns attendent les trois jours précédant l'Aïd pour se munir des bêtes à sacrifier, les autres prennent soin de les élever plusieurs mois à l'avance. Dans les jours précédant immédiatement le dix du mois de « Dhou-El-Hijah », les rues des villes s'animent des bêlements des béliers que les enfants promènent, le cou enguirlandé et la laine ornée de rubans. C'est à qui présente à ses camarades le bélier le plus gras, le plus haut sur pattes et le plus haut encorné. C'est une fête pour eux avant le jour fixé pour le sacrifice. On constate souvent que certains parents de situation modeste se privent de certaines commodités pour amasser la somme nécessaire à l'achat d'un mouton destiné à faire la joie de leurs enfants, à leur permettre de se rehausser aux yeux des voisins et des amis et à accomplir une prescription religieuse traditionnelle.

Les « souks » connaissent alors une grande animation : des gens font provision d'épices et de légumes de toute sorte car il faut de tout cela pour réussir les recettes culinaires des plats traditionnels.

Les rémouleurs aussi ne chôment guère : ils ont en effet à aiguiser couteaux et coutelas, couperets et hachoirs.

Pourtant cette fête se présente comme la plus suggestive de toutes : elle constitue une occasion de réunion des membres d'une même famille qui ne manquent pas de faire les déplacements parfois les plus longs afin de vivre deux ou trois jours en communion avec les autres.

Le jour de « l'Aid El –Kébir » une procession se forme à partir de la demeure de l'Imam qui, richement habillé, traverse les rues en grande pompe suivi de son cortège de fidèles pour se rendre à la mosquée. Tout au long du parcours ils entonnent en chœur les louanges du Tout- Puissant :

« Allah, Allah, Akbar »(Dieu, Dieu, le plus grand)

Après le prône et la prière de l'Aïd, des coups de canon annoncent aux croyants que le moment est venu de procéder au sacrifice rituel.

Cette tradition malgré le pittoresque de son aspect folklorique tend à disparaitre dans les grandes villes où les habitants logeant dans des appartements de plus en plus exigus ne disposent pas de l'espace voulu pour l'immolation et la préparation des mets traditionnels qui la suivent. Il y a lieu d'ajouter à cela l'émancipation de la femme qui, au même titre que l'homme a des obligations professionnelles qui l'accaparent et ne lui laissent plus le temps de se consacrer aux coutumes ancestrales. De nos jours, peu de jeunes femmes s'appliquent à apprendre de leurs anciennes les recettes laborieuses des mets de l'Aïd comptant sans doute, sur le fait que le ravitaillement en viande fraîche se fait régulièrement toute l'année.

3. **Des viandes que la religion musulmane prohibe et de celles qu'elle autorise** :

« *Hommes ! Mangez ce qui est licite et bon parmi ce qui est sur la terre !* »

(6p52.)

« O vous qui croyez ! Mangez ces excellentes nourritures que Nous vous avons attribuées ! » (6p52.). Le Coran et le Hadith désignent d'une manière précise les animaux domestiques dont l'abattage est licite. Ils ont écarté les volailles bien que leur chair soit permise habituellement et le porc dont la viande est interdite péremptoirement, interdiction à chercher dans la répulsion qu'inspire ce mammifère coprophage et dans le fait que dans les pays chauds cette viande devient facilement malsaine à cause de sa teneur plus forte en graisse et des pathologies qu'elle peut engendrer à l'homme (Trichinose).

Le musulman ne peut manger la chair d'un animal qu'autant que celui-ci a été égorgé suivant les rites, en invoquant le nom du Tout-Puissant.

« Ne mangez pas ce sur quoi le nom de Dieu n'a pas été invoqué, car c'est une impiété.... » (16p.11) sauf pour celui qui a oublié involontairement l'invocation. Il en est de même pour les volailles et le gibier. Il est interdit de manger le sang, la chair d'un animal mort ou qu'on a fait mourir par strangulation ou que l'on a assommé par coups de bâton ou qui est mort en tombant d'une hauteur, ou la chair de ce que les fauves ont dévoré.

Le mouton frappé d'un coup de corne peut être mangé si on le trouve remuant encore la queue ou l'œil et s'il est immédiatement égorgé (16p.1.2).

Quiconque, pressé par la nécessité et non par le désir de satisfaire son appétit ou par l'envie de désobéir aura transgressé cette prescription, éprouvera la clémence du Seigneur. Il n'y a pas de mal à manger les animaux égorgés par des chrétiens sauf si l'on a entendu invoquer sur l'animal un autre nom que celui de Dieu. De même Allah autorise le musulman à manger de la cuisine des Israélites, les gens de l'Ecriture : « La nourriture de ceux à qui a été donnée l'Ecriture est licite pour vous et votre nourriture est licite pour eux » (6p.133). Dieu créa pour les hommes toutes sortes d'animaux dont ils peuvent tirer leur nourriture. « Nous avons créé pour eux, parmi ce que Nos mains façonnèrent, des troupeaux dont ils sont possesseurs, Nous leur avons soumis ces animaux dont ils font leurs montures et d'où ils tirent leur nourriture » (6p.473).

« Parmi Ses signes, sont la création des cieux et de la terre et de ce qu'il y a disséminé de bêtes » (6p.514). Cependant « l'envoyé de Dieu a proscrit la chair des ânes domestiques et toléra qu'on mangeât la chair des chevaux » (16 p.18).

Même au paradis Allah prédit aux bienheureux qu'ils disposeront de fruits et de viande : « Nous les aurons pourvus de fruits et de viande qu'ils désirent » (6 p.558)

DEUXIEME PARTIE
LES REGLES RELIGIEUSES DE L'ABATTAGE

Il y a lieu tout d'abord de spécifier qu'il existait trois circonstances dans lesquelles on procédait à l'abattage d'un animal domestique (15p.682, 683) :

- L'aqîqua à l'occasion d'une naissance « `Avec l'enfant il faut une aqîqua. Répandez pour cela du sang (en sacrifice) et écartez de lui le mal` ».« `Pour le garçon deux bêtes égales, et une bête pour la fille` ».
- L'atira ou sacrifice qui se pratiquait au mois de Redjeb (7ème mois du calendrier lunaire avant l'Islam).
- Le fara qui consistait à sacrifier aux idoles le premier-né des animaux domestiques et aussi un chameau sur cent.
- Ces deux derniers rites ont été interdits par l'Envoyé de Dieu.

L'abattage qui nous intéresse dans cet exposé est celui auquel on a recours dans tout le monde musulman pendant les trois jours de l'Aid-El-Kébir. Il obéit à des règles strictes dictées par le Coran et recommandées par le Messager d'Allah soit par des exemples concrets ou des paroles. Le sacrifice rituel prescrit a valeur de symbole de la générosité de son auteur ; il constitue pour lui un titre d'honneur et une preuve de foi.

1. **LES ANIMAUX CONCERNES :**

Les animaux dont l'immolation est permise sont les suivants :

a) *Le chameau :*

Parmi les animaux dont la viande est autorisée pour le musulman figure en bonne place le chameau : « `Allah est celui qui a disposé pour vous les chameaux pour que vous les montiez et en mangiez…..Sur eux, ainsi que sur le vaisseau Vous êtes chargés` » (6p.504). Dans un autre verset il est dit encore : « `Les` chameaux, ont, par Lui, été créés pour vous. Pour vous s'y trouvent vêture, utilités et nourriture dont vous mangez » (6p.292).

Cet animal ne peut être valable pour le sacrifice rituel qu'à l'âge de cinq ans accomplis, quand le corps de la bête a atteint son plein développement. Par ce biais Allah entendait inculquer aux croyants le souci de conservation de l'espèce.

b) *Le mouton :*

Le sacrifice le plus courant a pour victime actuellement le mouton, suivant l'exemple de Ibrahim et celui plus tard de Mouhammed qui, devant sacrifier avec ses Compagnons porta son choix sur cet animal. « L'Envoyé de Dieu se retourna vers deux béliers blancs tâchés de noir et à longues cornes et les immola de sa propre main en posant le pied sur leurs joues faisant le tekbir (invocation du Tout - Puissant) et procédant à la section des carotides » (16p.28, 29).

Le musulman bien nanti recherche à l'exemple du Prophète pour le sacrifice rituel, un bélier jeune, entier, qui soit haut sur pattes, bien gras, ayant les cornes longues enroulées et non cassées. On apprécie encore davantage celui qui a les oreilles longues non perforées, une queue bien pleine battant les jarrets, le chanfrein busqué, les gigots bien proéminents, la tête expressive, et poussant un bêlement long et profond.

Le mouton destiné au sacrifice rituel n'est valable qu'à un an accompli ; un seul mouton ne peut être immolé qu'au nom d'une seule personne.

c) *Le bovin :*

Le bovin surtout mâle est une victime rarement adoptée si ce n'est dans certaines grandes familles où le sacrifice d'une seule tête libère tous les membres de ce devoir religieux. L'âge de la bête à l'abattage doit avoir dépassé les deux ans.

d) *Les caprins :*

Le sacrifice rituel peut se faire avec un chevreau qui serait entré dans sa troisième année. Seul le mâle est agréé car pour la femelle le Prophète l'a permis une seule fois pour un seul de ses compagnons. S'adressant à lui il dit : « `Fais ton sacrifice rituel avec une jeune chèvre mais cela ne sera pas suffisant pour personne autre que toi à l'avenir` » (16 p.28). D'ailleurs les caprins comptent parmi le plus petit nombre de victimes touchées par le sacrifice rituel.

En définitive l'ordre de préférence en usage est de prendre comme victime le mouton, le bovin et les camélidés.

Il est possible que sept personnes s'associent pour sacrifier un seul bovin.

La bête choisie pour le sacrifice doit être indemne de toute tare et de toute infirmité, ni aveugle, ni borgne, ni boiteuse, ayant une denture complète. Sa toison ne doit pas être tondue avant le sacrifice.

Il est interdit de tuer les petits avec leur mère si celle-ci venait à mettre bas avant le sacrifice. Si on vend le petit, on est obligé de faire l'aumône de son prix.

2. **La préparation de l'animal : mise à la diète :**

La bête à sacrifier est l'objet de grands soins :Elle est nourrie essentiellement avec des rations abondantes, judicieusement réparties, d'orge, de foin et de luzerne. Tout ceci dans le but d'avoir un animal bien portant et bien fourni en chair. Cependant la veille du jour de l'Aid-El-Kébir, le mouton est mis à la diète pour que ses réservoirs gastriques ne soient pas chargés.

Le matin de bonne heure, avant le sacrifice on le fait boire à satiété pour faciliter l'évacuation des fèces et permettre une bonne hydratation de la peau quand viendra le moment de la décoller.

3. **Le déroulement de l'abattage:**

La cérémonie de l'abattage se fait la plupart du temps en présence de toute la famille réunie dans le patio de la maison, ou dans le jardin au pied d'un arbre, plus rarement dans la rue, les règles d'hygiène l'ayant depuis quelques temps défendu, du moins dans les grandes villes.

Il a lieu le matin d'assez bonne heure après le sermon et la prière de l'Aïd et il est annoncé par trois coups de canon. « `Celui qui fera l'immolation après la prière aura accompli les rites et se sera conformé à la tradition des musulmans` » (16 p.25). La victime égorgée avant la prière n'a pas valeur d'offrande aux yeux de Dieu.

Les ménagères disposent aux alentours de l'endroit du sacrifice toutes sortes d'ustensiles pour y déposer les différentes parties de la bête équarrie.

a) *Le sacrificateur :*

Il peut être le père ou un membre de la famille ou un boucher de métier engagé pour cette tâche.

Théoriquement ce sacrificateur doit remplir les conditions d'un musulman pratiquant, c'est-à-dire faisant au moins les cinq prières auxquelles tout croyant est tenu.

A l'exemple du Prophète il est toutefois recommandé que la personne au nom de laquelle doit s'exécuter le sacrifice le fasse de sa propre main. Certains se limitent à trancher la gorge de la bête laissant au boucher le soin de terminer l'opération. En cas d'impossibilité l'auteur du sacrifice est tenu d'assister à l'immolation et de toucher de la main droite au moins le couteau en invoquant Allah. Le boucher de métier est rétribué en espèces et ne doit en aucune façon emporter une part de viande de la bête sacrifiée.

b) *Orientation de l'animal vers la Mecque : signification*

Au moment de l'immolation, la bête à sacrifier est tournée dans la direction du temple de la Mecque (la qibla). Pour la Tunisie c'est l'axe Sud-est.

− **La « Kaaba » :**

C'est un petit édifice de forme cubique, habillé d'un tissu noir brodé or, situé au centre de la mosquée sacrée (El Haram) à la Mecque. Il a été apporté du ciel par les anges, longtemps avant la naissance d'Adam. Lorsque Dieu envoya le déluge, il enleva la maison sainte au quatrième ciel.

Par la suite, un ange en apporta le dessin à Ibrahim et à Ismaïl. Ils bâtirent le temple (El Haram) sur ce modèle. Pendant qu'ils travaillaient à l'élever, Gébril(l'Ange) leur apporta du ciel la fameuse pierre noire si vénérée des musulmans et qui est actuellement scellée dans la paroi de la « Kaaba ». Cette orientation vers la qibla ou point dans la direction duquel l'orant fait la prière et qui est exigée du sacrificateur est faite pour symboliser la cohésion et la solidarité du monde musulman.

Allah s'adressant à son Envoyé : « Souvent Nous te voyons tourner en tout sens ta face, vers le ciel. Nous te tournerons donc vers une Qibla que tu agréeras. Tourne donc ta face dans la direction de la Mosquée

Sacrée ! Où que vous soyez, croyants ! Tournez votre face dans sa direction » (6p.49).

Dans le Hadith l'Envoyé de Dieu a dit « *Quiconque fera la même prière que nous, se tournera du coté de notre qibla et mangera des animaux égorgés à notre façon, sera le musulman qui a un engagement vis-à-vis de Dieu et vis-à-vis de son Envoyé* » (13p.148).

c) La saignée :

Quelques jours avant le sacrifice, il est recommandé d'attacher la bête, sans doute pour épargner ses forces et lui administrer une nourriture rationnelle. On doit la mener par le licol au lieu du sacrifice avec tous les ménagements nécessaires.

C.1. Le couteau :

Le couteau doit être constitué d'un manche large de quatre doigts au moins et d'une lame de huit doigts. Il doit être bien affilé, l'égorgeur doit en éprouver le tranchant en passant dessus l'ongle de son pouce. Il doit être pur de toute souillure. Le sacrificateur doit bien le prendre en main pour éviter qu'il ne se retourne et blesse inutilement l'animal, car la chair n'en serait plus licite.

Au temps du Prophète il est arrivé cependant qu'il permette la consommation de la chair d'un animal dont on a fait couler le sang avec un fragment de pierre. Le Hadith prévoit dans certainscas la saignée avec un roseau, un silex ou un morceau de fer, seul l'emploi de la dent ou de l'ongle étant interdit.

« Mange de tout animal dont le sang a été répandu autrement que par la dent ou l'ongle et sur lequel on a invoqué le nom de Dieu. Voici pourquoi :

La dent est un os et l'ongle est le couteau des Abyssins » (16p.13).

C.2. Contention et jugulation des ovins et des caprins

Avant de procéder à l'égorgement on prend toutes les dispositions nécessaires pour immobiliser complètement l'animal à sacrifier. On lui entrave les deux pattes postérieures avec une patte antérieure en le couchant sur le côté gauche. On évite autant que possible d'abattre un animal sans assujettissement préalable. Avant de donner le coup de couteau l'égorgeur se doit d'invoquer le nom d'Allah, de faire le « tekbir », c'est-à-dire de prononcer la formule sacramentelle : *« Au nom d'Allah, clément et miséricordieux ! Allah est grand, Allah est grand, Allah est grand ! »* Puis de désigner par son nom et par celui de sa mère la personne à laquelle revient le mérite du sacrifice. L'opérateur placé derrière l'animal, à hauteur de l'encolure et un pied posé sur la joue de la bête lui tient la tête légèrement en arrière pour mettre le cou en parfaite extension et faire sortir le larynx qu'il tient de la main gauche juste au dessus. De la main droite armée d'un couteau bien tranchant, il procède à l'égorgement suivant une ligne passant au dessous du larynx et allant d'une oreille à l'autre. La main de l'égorgeur s'arrêtera au niveau des vertèbres cervicales qu'il prendra soin de ne pas effleurer avec son couteau. Ainsi en plus des deux carotides la section intéresse la peau de l'animal, son conjonctif sous-cutané, les muscles, l'œsophage, la trachée, les deux nerfs vagues et les jugulaires. Un flot de sang bouillonnant jaillit aussitôt de la plaie de saignée. Un râle puissant libère la trachée par une forte expiration. La section de l'œsophage produit généralement une régurgitation réflexe du contenu de la panse, souillant la plaie de saignée en même temps qu'il est aspiré par la trachée lors des dernières inspirations agoniques. Après effusion totale du sang, l'égorgeur s'emploie immédiatement à laver la plaie de saignée et le couteau en puisant de l'eau d'un seau préalablement posé à portée de sa main.

Au moment de la pénétration du couteau dans sa gorge la bête reste calme et tout de suite après elle effectue une série de mouvements convulsifs cloniques liés à l'anoxie cérébrale et qui ne sont que purs réflexes.

C.3. Contention et jugulation des bovins :

Les membres antérieurs de l'animal son pris dans la boucle d'une corde dont le chef libre est ramené en arrière des postérieurs et de gauche à droite. En tirant sur le bout de la corde on rapproche les postérieurs des antérieurs de façon à faire basculer l'animal et à le projeter au sol sur son coté gauche, les quatre pattes se trouvant ainsi fermement attachées. Toutefois la méthode de l'étourdissement de l'animal avant égorgement est actuellement permise par la communauté musulmane.

La tête est maintenue en extension par un aide et l'égorgeur procède à la saignée comme pour les ovins et les caprins.

C.4. Contention et jugulation des camélidés :

Bien que d'après un certain « Hadith » la pratique établie par Mouhammed consiste à immoler le chameau tenu debout sur trois pieds (13p.550), l'abattage des camélidés ou « Nahr » obéit à certaines règles que l'on trouve par ailleurs dans d'autres « Hadith ».

L'égorgement ou « Dhebh » valable pour les ovins, bovins et caprins ne l'est pas pour les chameaux en général dont la chair deviendrait illicite si on leur coupait le haut de la gorge. L'opération du « Nahr » se déroule comme suit : le chameau accroupi a les membres antérieurs entravés ; un aide lui tourne la tête vers la droite en la tirant fortement en arrière (4p.26). Le sacrificateur se place face à l'animal légèrement à gauche. D'un geste précis il enfonce son couteau bien aiguisé dans la fossette sus-sternale (Menhar). Il sectionne ainsi la carotide à un endroit très proche de l'aorte et du cœur. L'animal succombe immédiatement. Evidemment l'acte de l'immolation est précédé, comme pour les autres animaux, de la formule du « tekbir ». Il est à noter que cet animal victime est rarement choisi pour le sacrifice rituel de l'Aid-El-Kébir.

d) *Le soufflage :*

Etant donné qu'en Tunisie le sacrifice rituel se fait presque exclusivement avec le mouton, nous prendrons désormais comme objet de la présente étude cet animal.

Aussitôt que le boucher se sera assuré de l'immobilité complète de l'animal sacrifié, il passe à l'écorchement de la queue et des pattes postérieures et à la section des pattes antérieures au niveau de l'articulation carpo-métacarpienne.

Toujours à l'aide d'un de ses couteaux, il ouvre une boutonnière le long de la corde du jarret droit et y introduit un affiloir ou à défaut un bâton pour frayer un passage à l'air qu'il va souffler dans le tissu conjonctif sous cutané, en appliquant sa bouche ou l'embout d'une pompe dans l'orifice qu'il aura pratiqué. Au fur et à mesure que le gonflage s'effectue, le cadavre augmente de volume, se tourne progressivement sur le dos en pointant les quatre membres en l'air. Il ressemble ainsi à une outre bien distendue sur laquelle il donne de temps en temps de petits coups pour en parfaire le gonflage.

A un certain moment l'air commence à s'échapper de la plaie de saignée en produisant un léger sifflement. Alors la bête est prête pour le dépouillement. A partir du trou de gonflage le boucher poursuit l'incision qui descend sur le périnée en contournant les organes génitaux et remontant le long de la cuisse gauche. Maintenant que les deux membres postérieurs et que la région périnéale ainsi que la queue sont dépouillées le sacrificateur procède à l'accrochage de la carcasse après avoir tranché la tête.

e) *L'accrochage de la carcasse*

Le boucher désarticule les jarrets au niveau de l'articulation tarso-métatarsienne sans léser les tendons fléchisseurs. De la pointe du couteau il pratique une fente qui va séparer le canon du tendon. Les pattes postérieures formant cheville sont accrochées à une boucle de corde fixée auparavant à la branche d'un arbre ou aux barreaux d'une échelle double. On utilise quelquefois aussi un crochet qui passe dans la fente pratiquée entre les deux tendons fléchisseurs.

f) *L'habillage :*

f.1 : Décollement de la peau après gonflage

Le boucher se met en devoir de dépouiller l'animal ainsi accroché. Usant tantôt des poings tantôt du manche de son couteau, le boucher détache petit à petit la peau de la chair en veillant à ne pas perforer l'une et à ne pas taillader l'autre. Enfin il s'efforce de libérer le cou et les membres antérieurs en se servant parfois du pied qu'il fait peser sur la peau en tirant les moignons à dépouiller vers lui. La peau est ainsi retournée et enlevée comme un doigt de gant.

f.2 : L'éviscération :

Le boucher d'un coup de couteau appliqué de bas en haut sur l'abdomen y pratique une incision qui dégagera le rumen. Celui-ci est aussitôt ouvert en dehors de la carcasse, vidé et rincé à grande eau. Saisissant fortement le cardia de sa main gauche, de la main droite il sectionne l'œsophage et extrait de l'abdomen tous les estomacs et la masse intestinale qu'il sectionne au niveau du rectum. Les organes pelviens, la vessie, le pénis et les testicules sont laissés sur la carcasse, ainsi que l'anus dans lequel on souffle pour le vider de ses déchets. Le boucher isole la rate et la vésicule biliaire. Cette dernière est accrochée au-dessus de la porte de la maison pour attirer sur elle la protection divine. Elle aurait encore un rôle divinatoire : quand elle est pleine, elle augure une bonne année. La rate aussitôt enlevée est projetée contre un mur. Si elle colle immédiatement elle prédit une longue vie pour celui au nom de qui a été égorgée la bête. On procède ensuite après parfente sagittale du sternum, à l'ouverture de la cage thoracique dont on retire par traction la trachée, l'œsophage, les poumons, le cœur et le foie.

Cet ensemble qui forme la fressure est déposé dans un récipient à part pour servir après à la préparation des viandes salées. Les abats blancs seront confiés à la ménagère qui pourvoira soigneusement à leur lavage et à leur nettoiement de toute impureté. En effet sans les ouvrir on débarrasse les intestins de toute matière fécale en y faisant couler un jet puissant d'eau, provenant d'un robinet. Cette opération particulièrement longue exige de la femme de ménage un grand sens de la propreté. Quand aux reins ils sont laissés en place.

DECOUPE DE LA CARCASSE D'UN MOUTON

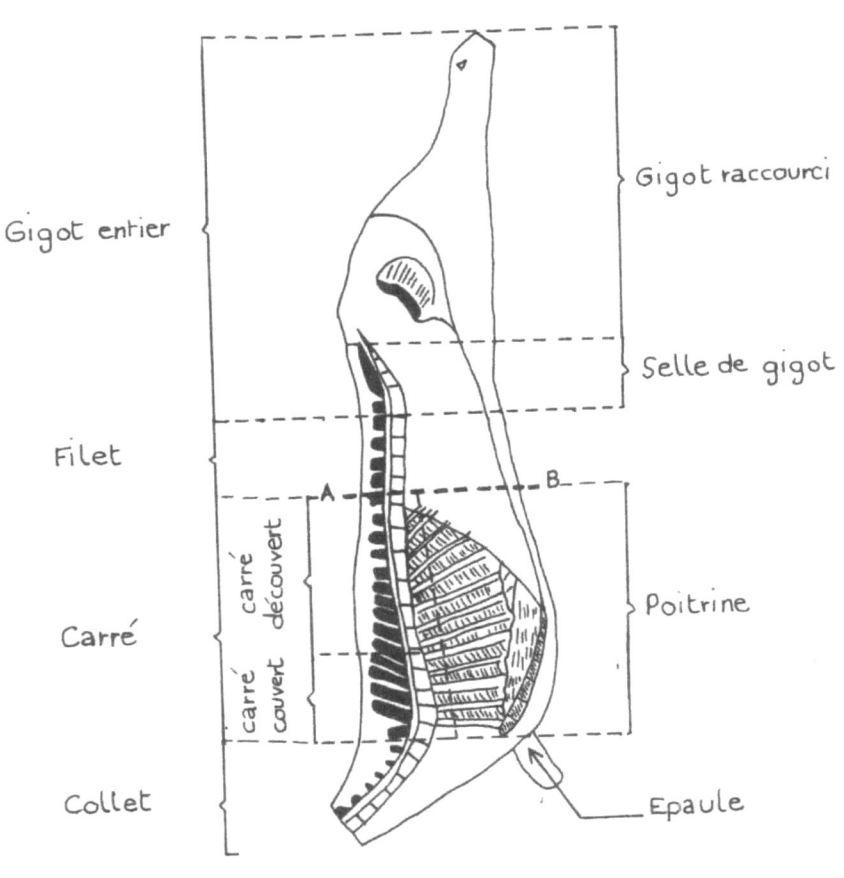

(D'après J. POISSON)

g) La découpe de la carcasse et la destination des différents quartiers :

La carcasse étant suspendue par ses tendons fléchisseurs, le boucher la partage en deux. Il effectue une fente longitudinale partant du pubis et arrivant aux vertèbres cervicales. Chaque demi-mouton est ensuite divisé en deux par section de la colonne vertébrale suivant AB (voir schéma ci dessus) juste en arrière de la dernière côte.

Le mouton a été ainsi débité en quatre grandes parties : deux quartiers antérieurs et deux quartiers postérieurs. Chaque quartier antérieur étant essentiellement composé d'une épaule, d'une demi-poitrine et du carré.

Les quartiers postérieurs sont formés des gigots entiers et du filet.

Maintenant que le boucher a accompli son œuvre, il incombe au père de famille et à la maîtresse de maison en collaboration avec leurs aides de débiter la viande qui se présente encore sous forme de quartiers.

La ménagère armée de couteaux et de couperets va maintenant procéder à une découpe anarchique de la viande. En effet elle ne respecte pas une méthode technique bien définie mais elle se préoccupe plutôt d'obtenir différentes portions de viande parmi lesquelles elle devra faire son choix dans leur éventuelle destination. Conformément aux règles religieuses établies, un tiers de la bête sacrifiée doit être distribué aux pauvres de leurs connaissances ou à ceux qui se présentent à la porte du logis ; un deuxième tiers est donné aux amis qui, pour une raison ou une autre, n'ont pas pu accomplir le sacrifice rituel. Le dernier tiers est réservé à la famille pour la consommation immédiate et à venir, sous forme de salaisons.

Cette répartition n'est pas toujours rigoureusement observée puisque, certaines familles distribuent quelquefois plus du tiers aux pauvres et moins à leurs amis. De toute façon il est interdit de vendre la viande de l'animal sacrifié ou d'en tirer un quelconque profit. Nous constatons ainsi que du point de vue social, l'Islam n'oublie pas les indigents qui ont au moins une fois par an la possibilité de consommer de la viande fraîche.

h) le salage et le séchage de la peau :

Après l'écorchement, un des membres de la famille douche les parties de la peau souillées de sang et d'excréments.

On procède dans les trois heures qui suivent l'abattage à l'étalement de la peau en pratiquant une incision longitudinale allant du cou à la queue, puis en ouvrant les fourreaux des quatre pattes. La peau est alors étendue contre le sol, le côté chair en l'air. On l'enduit d'une couche de sel semi fin trempé légèrement dans l'eau et on le frotte énergiquement de façon à faire disparaître les matières grasses qui adhèrent encore par ci par là à sa surface et à bien l'imprégner de cette saumure. La peau est ensuite pliée en trois, le côté chair à l'intérieur et laissée à l'ombre sur un égouttoir pendant quatre à cinq jours. Lorsque le sel a bien pénétré la peau on la déroule, on l'étale et on la laisse sécher au soleil pendant trois à quatre jours. Une fois le séchage terminé on procède au lavage à l'eau et au savon de la peau des deux cotés chair et toison. La peau est aussitôt battue à l'aide d'une raquette de fortune constituée par la partie grasse d'une branche de palmier séchée. On l'étale de nouveau sur le sol toujours côté chair en l'air et on l'enduit à ce moment là d'un mélange de sel et d'alun et on saupoudre avec un peu de farine. En plus du sel et de l'alun quelques ménagères ajoutent au mélange un peu de chaux vive. Il fut un temps où au lieu du mélange sel-alun on employait des peaux de grenades séchées que l'on faisait bouillir pour tanner le côté chair de la peau. On laisse donc à nouveau sécher la peau en l'étalant convenablement sur sa toison et en tirant fortement sur les parties qui recouvraient le cou, la queue et les pattes. Quelques-uns vont même jusqu'à la clouer sur un mur pour éviter un ridement et racornissement possibles.

Quand la peau a été bien apprêtée on passe au cardage et au peignage de la laine.

Maintenant la peau est prête à l'usage que l'on veut en faire : descente de lit ou même sorte de tapis pour la positon assise en tailleur. Si la peau n'est pas utilisée dans l'immédiat elle est enroulée avec quelques boules de naphtaline et stockée.

Il est à noter que l'Envoyé de Dieu permit l'usage de la dépouille d'un animal crevé : « `Il vous est seulement défendu de manger sa chair` » (14p51).

TROISIEME PARTIE

LES PREPARATIONS FAMILIALES A BASE DE VIANDE DE MOUTON

Il y a lieu d'observer qu'une fois que l'animal immolé a été dépecé et réparti comme indiqué plus haut, la famille dispose de deux façons pour consommer la part qui lui revient : soit sous forme de viande fraîche à utiliser au cours des trois jours de l'Aïd, soit sous forme de salaisons qui serviront durant toute l'année. En effet bien que le Prophète recommande d'éviter de manger de la chair des victimes après le troisième jour « Mangez de la chair des victimes du sacrifice rituel pendant trois jours » (16 p. 33), il est constaté que de son vivant on faisait déjà provisions des viandes du sacrifice rituel en en salant une partie. »

Aicha la jeune épouse du prophète Mahomet a dit :

« Nous salions une partie des chairs des victimes et nous la portions au Prophète à Médine ». « N'en mangez que pendant trois jours », nous dit-il (16 p. 32).« Ce n'était pas une prohibition de sa part, mais il voulait, si je ne me trompe, s'en servir pour nourrir des pauvres ».

A. PREPARATION DE LA VIANDE DESTINEE A LA CONSOMMATION IMMEDIATE.

La viande fraîche est accommodée en différents mets traditionnels.

1. Le « Méchoui »

Une partie des gigots est débitée en tranches et va servir pour le méchoui. Ce mets consiste à griller viande, portions de foie, graisse de la queue, testicules et reins assaisonnés de sel et de poivre sur un gril au-dessus d'un feu de charbon de bois allumé dans un fourneau en terre cuite « Kanoun » en plein vent.

2. « *Kelaia* »

C'est un plat dans la composition duquel entrent des morceaux du cou, de l'épaule gauche et du cartilage que l'on fait mijoter, du foie, un petit cœur d'agneau, une paire de rognons, assaisonnés d'huile d'olive, d'eau, de poivre, de piment rouge et de sel. A la fin de la cuisson, on l'aromatise avec du cumin, du persil et un demi oignon finement hachés avant de servir. Ce plat grâce aux moyens de conservation frigorifique peut être consommé sur une assez longue période.

3. « *Kamounia* »

Ce plat est identique au précédent, dans sa préparation. La seule variante intéresse sa composition. On prendra ici des petits morceaux de foie, de cœur, de testicules, de rognons et des fragments de vertèbres caudales, le tout dans un concentré de tomates et une gousse d'ail.

4. « *Hergma* »

C'est un bouillon confectionné avec des pieds de mouton coupés en deux et la tête séparée en sept portions (mâchoire supérieure, les deux oreilles, les deux yeux et la mâchoire inférieure fendue en deux).

Dans sa composition entrent l'huile d'olive, poivre noir moulu, sel, ail, graines de coriandre, piment rouge sec pilé, oignons, tomates et haricots blancs. On laisse bouillir jusqu'à ce que la viande soit désossée. Pour exécuter ce plat il faut prendre soin au préalable de flamber les pieds de mouton et la tête pour les débarrasser des poils. On les gratte et on les lave soigneusement à grande eau. On prend soin aussi de prélever la cervelle qui servira dans une autre préparation et d'arracher les onglons.

5. « Liata »

C'est encore le même plat que le précédent avec en plus comme ingrédients : Des graines de carvi. A la fin de la cuisson on y fait pocher un œuf ou deux et on ajoute une cuillerée de vinaigre.

6. « Mosli » ou tête d'agneau rôtie

On dépouille d'abord la tête du mouton en prenant soin de nettoyer l'intérieur des oreilles et des cavités nasales. On la fend en deux suivant un axe longitudinal, la cervelle étant laissée en place. On assaisonne et on imprègne les demi-têtes d'un mélange de piment rouge, de poivre, de sel et d'huile. Le tout est placé sur un plateau et garni de tranches de pommes de terre pelées. Quand on les retire du four on les arrose de jus de citron et on les parsème de persil et d'oignons finement hachés.

7. « Dawara »

C'est une préparation qui exige de la ménagère un travail complexe et beaucoup de savoir-faire. Après avoir procédé au lavage des intestins comme nous l'avons indiqué plus haut c'est au tour de la caillette, du feuillet, du rumen et du réseau à être débarrassés de toute impureté. Pour ce faire, elle racle énergiquement la muqueuse en la frottant avec un peu de chaux vive et en rinçant ensuite abondamment. Tripes et viscères ainsi lavés sont mis à égoutter sur un tamis retourné, elle coupe le gros intestin en trois tronçons et l'estomac en carrés de quinze à vingt centimètres de côté ainsi que l'épiploon.

Dans un récipient on coupe les restes des tripes en très petits morceaux : le mou, le cou et les tranches de foie et de graisse sont lavées et coupées en très petits dés. On trie, on lave et on hache le persil et les blettes. On épluche et on émince des oignons. On mélange bien le tout avec une poignée de riz et deux de pois chiches triés et mis à tremper la veille. On ajoute trois cuillerées à soupe d'huile d'olive et selon les goûts une demi-cuillerée à café d'harissa (condiment constitué de piments forts séchés également pilés avec du sel et aromatisés de graines de carvi et de gousses d'ail) délayée dans un peu d'eau. On assaisonne avec graines de coriandre, une demi-cuillerée à café de poivre moulu et feuilles de menthe séchée et pulvérisée. On sale au goût du consommateur et on mélange le tout soigneusement. On écaille les morceaux d'estomac qui forment des poches que l'on remplit de la farce préparée. On obtient ainsi des sortes de boules qu'on enveloppe avec les carrés d'épiploon.

Chaque boule est ficelée et nouée par des bouts d'intestin grêle. Les tronçons de gros intestin sont également farcis et cousus. Les boules sont désignées par le terme de « *Osben* » tandis que les tronçons de gros intestin qui ressemblent à des andouilles sont appelés « *Boubnit* ».

B. PREPARATION DE LA VIANDE EN CONSERVE

1. Le « Osben sec » ou abats séchés.

Entrent dans sa composition : côtes, muscles intercostaux, aponévroses musculaires et abats rouges. En plus de tout ceci on peut mettre n'importe quelle partie de viande avec sa graisse. On découpe tous ces morceaux bien finement pour qu'ils s'imprègnent de condiments sur toutes leurs faces.

Le sel est mis en quantité proportionnelle au volume de la préparation. On y ajoute une gousse d'ail bien écrasée ; on mélange le tout avec un peu d'eau et on le laisse s'imbiber pendant 24 heures. Le lendemain après égouttage on assaisonne la masse d'un peu d'huile et d'une certaine quantité de piments rouges secs pilés. On étale le mélange au soleil jusqu'à complète dessiccation. On prend alors les meilleures portions de viande et on les découpe en petits morceaux. Il en est de même pour le cœur, le foie et les poumons. On les assaisonne de piments rouges secs pilés, d'ail, de graines de coriandre, de carvi et de quelques feuilles de menthe séchée et pulvérisée.

On malaxe la préparation ainsi obtenue et on façonne en les pressant dans la paume de la main de petites boules oblongues que l'on enveloppe d'un carré de paroi stomacale traitée comme indiqué plus haut. On les attache l'une à la suite de l'autre au moyen de fragments d'intestin grêle et on suspend toute la chaîne ainsi formée sur des cordes à linge exposée au soleil l'espace de trois à quatre jours.

Une fois ces séries de boules parfaitement déshydratées, on les plonge deux par deux dans une marmite remplie d'un mélange bouillant d'eau, d'huile d'olive et de graisse de queue de mouton fondue. On les laisse cuire jusqu'à évaporation totale de l'eau. Une fois cuit on conserve le tout dans une jarre en terre cuite émaillée ou bien dans un bocal de verre, en prenant soin de le recouvrir du jus dans lequel il a cuit. La viande ainsi traitée peut être conservée toute l'année sans avoir recours à la réfrigération.

2. Le « Kadid ».

Pour ce genre de viande en conserve on prend du tout venant parmi les côtes, muscles intercostaux, l'épaule droite, essentiellement la scapula, et la graisse de la queue. Sans la désosser, on découpe la viande en lanières longues d'un peu plus d'un doigt, on frotte ces lanières énergiquement avec un mélange de sel fin, d'ail épluché et écrasé et de feuilles de menthe séchée et pulvérisée, en prenant bien soin que toutes ces épices imprègnent convenablement tous les morceaux. Pour 10 Kg de viande approximativement on emploie un Kg de sel et 150 g d'ail. Cette préparation est ensuite déposée dans un grand ustensile, couverte d'eau et mise de côté pendant 24 à 36 heures.

Passé ce délai, on reprend cette viande, on l'égoutte, on la frotte de nouveau de sel fin, d'harissa et de feuilles de menthe et on l'expose au soleil pendant plusieurs jours sur des cordes à linge. Une fois la viande parfaitement durcie, on la plonge dans le même mélange bouillant d'eau et d'huile d'olive que pour la précédente préparation. Comme pour le « Osben », on conserve cette viande ainsi traitée dans des récipients en terre cuite émaillée ou dans des bocaux en verre. La conservation en est assurée pour au moins une année.

3. Les « merguez » ou saucisses de viande et de graisse.

La viande à employer est à prendre surtout dans les gigots. Elle est désossée et hachée. On y ajoute la graisse de queue de mouton coupée en très petits morceaux : un tiers de graisse pour deux tiers de viande hachée. Ce mélange est assaisonné avec du sel fin, du poivre moulu, du piment rouge sec pilé, des tiges d'anis et des feuilles de menthe séchée et pulvérisée ; le tout bien malaxé sert à farcir à l'aide d'un entonnoir les intestins qui ont été bien nettoyés et qu'on lie tous les dix à douze centimètres en chaîne la plus longue possible. Au fur et à mesure qu'on les remplit, on en pique la paroi avec une épingle pour chasser l'air. On les expose au soleil. Une fois séchées, les saucisses ainsi obtenues sont mises à cuire dans un mélange d'eau et d'huile bouillante.

Elles seront conservées dans des récipients bien bouchés et tenus dans des endroits frais.

En définitive, toute cette viande traitée pour être mise en conserve, « Osben sec, Kadid et Merguez » est faite pour servir tout au long de l'année à préparer des mets appréciés, sans apport de viande fraîche. On l'utilise en particulier 20 jours après, à l'occasion du premier jour de l'an Hejirien (Ras El Am) dans la préparation d'un grand coucous à base de semoule et de fèves sèches mises à tremper la veille.

QUATRIEME PARTIE
ETUDE CRITIQUE

A. LES REGLES D'HYGIENE A OBSERVER DANS LE SACRIFICE RITUEL :

Pour la bonne gouverne de tous ceux qui s'adonnent au sacrifice rituel à l'occasion de l'Aïd-el-kébir nous pensons de notre devoir de leur rappeler les règles d'hygiène suivantes :

- A défaut d'une législation précise qui, n'impose pas le sacrifice rituel dans des abattoirs équipés de la façon rationnelle et qui, ne prévoit pas l'inspection des logements où s'effectue le sacrifice ; il appartient aux gouvernants de prendre toutes les dispositions nécessaires à inculquer le sens de l'hygiène aux citoyens en pareille occasion. De toute façon nous savons qu'en Tunisie aux approches de l'Aïd-el-kébir, tous les mass-médias radio, télévision, presse, profession vétérinaire, déploient de louables efforts dans ce domaine pour informer la population sur les principes fondamentaux de l'hygiène.
- La personne qui a l'intention de procéder au sacrifice rituel de l'Aïd-el-kébir prend bien soin en achetant la bête au marché ou en la prélevant de son troupeau qu'elle présente toutes les garanties de bonne santé. Cependant il y a lieu de signaler qu'à l'abattage, bien peu de personnes ont conscience que la bête peut porter des lésions symptomatiques de telle ou telle maladie. En effet l'une des lésions la plus souvent rencontrée est celle du Kyste hydatique. Si une lésion est observée après abattage, le consommateur devrait au moins retirer le viscère qui lui semble suspect et le détruire. Nous savons que dans le cas de l'hydatidose, zoonose parasitaire majeure, le chien s'infeste en ingérant des viscères parasités. Le parasite responsable vit à l'état adulte dans l'intestin grêle du chien. L'homme risque d'être contaminé par les œufs du parasite adulte,

éliminés dans les déjections du chien. Nous n'insisterons jamais assez sur le fait d'éloigner les chiens du lieu d'abattage.
- Quelques jours avant le sacrifice, l'animal à abattre doit être soumis à un repos complet et abreuvé d'une manière régulière. Si de plus les conditions hygiéniques sont remplies, il n'y aurait normalement pas à déplorer de bactériémie d'agonie.
- L'endroit ou doit se faire le sacrifie rituel doit remplir les meilleures conditions possibles d'hygiène.
- Lors de la saignée le cœur continue de battre et cela risque de répandre très rapidement dans tout l'organisme les germes qui ont pu s'introduire dans le sang et qui ne peuvent plus être phagocytés, le choc d'abattage ayant fortement diminué les défenses naturelles de l'animal.
- La propreté est une des recommandations religieuses les plus connues en Islam.

Un proverbe dit : « *la propreté est un des piliers de la croyance et la saleté relève de Satan* ».

Aussi dans un sacrifie intégralement rituel les règles d'hygiène les plus absolues sont indispensables : propreté parfaite des instruments, ustensiles et vêtements. Les mains en particulier doivent être immaculées, elles qui souvent entrent en jeu dans le mélange et le malaxage des éléments d'une préparation culinaire.

- Une saignée totale doit être bien observée afin d'assurer une bonne qualité à la viande. En effet il est bien démontré qu'une viande bien saignée est de meilleure conservation. L'absence de sang étant une condition défavorable au développement des microorganismes responsables de l'altération de la viande après abattage. On ne peut cependant déplorer que dans le sacrifice rituel le sang ne soit pas

récolté et mis à profit. En effet étant données les conditions empiriques dans lesquelles se fait l'abattage en pareil cas et l'absence d'inspection, cela est peut-être préférable, sans oublier que le sang risque souvent d'être contaminé par le contenu de l'estomac et rendu impropre à la consommation.
- Le soufflage se faisant la plupart du temps avec la bouche d'un opérateur non soumis auparavant à un contrôle médical offre toutes sortes de risques de contamination. Aussi est-il préférable d'user à cet effet d'une pompe pour limiter ces risques.
- Tout risque de souillure de la carcasse doit être évité lors de l'éviscération et surtout au moment de vider la panse de son contenu.
- Tous les moyens doivent être mis en œuvre pour protéger la viande contre mouches et rongeurs : les mouches qui aux saisons de l'été et de l'automne prolifèrent d'une manière particulière et les rongeurs en toute saison risquent beaucoup de contribuer à la propagation de maladies chez les humains en contaminant la viande.
- Si les moyens de réfrigération manquent, la consommation immédiate de la viande ou sa salaison s'impose.
- Il est encore recommandé de veiller à la salubrité des ingrédients utilisés dans ces préparations.

B. **MODE D'ABATTAGE :**

1. POINT DE VUE HUMANITAIRE :

En plusieurs circonstances de son apostolat, le Prophète a recommandé aux croyants de bien traiter les animaux « `dont ils font leurs montures et d'où ils tirent leur nourriture. Pour eux sont là utilités et breuvages` » (6 p. 473).

Du bon traitement des animaux dépend en effet la production de viande saine et susceptible d'être bien conservée.

Dans le sacrifice rituel, il est conseillé de faire survenir instantanément la mort de la bête à immoler sans préparatifs visibles et alors qu'elle est encore inconsciente de ce qui l'attend. Par sentiment humanitaire et réalisme, l'Envoyé de Dieu a en particulier défendu de tuer les animaux « sans nécessité d'aucune sorte » (16 p. 17).

Le souci d'épargner la douleur à l'animal ou du moins de la minimiser lors de la contention ou de la saignée ne doit pas être perdu de vue par le musulman.

L'essentiel en fait dans ce rite est de respecter l'orthodoxie du sacrifice : orientation vers la Mecque, invocation du nom d'Allah et égorgement.

C'est dans cet ordre d'idées que des théologiens musulmans après s'être assurés que l'effet de l'étourdissement provoqué par le courant électrique n'était que temporaire et que l'animal se rétablissait sans séquelles si on ne l'égorgeait pas, se sont convaincus que cette méthode ne va point à l'encontre de la doctrine et des enseignements du Prophète.

Cette méthode ne pourrait être évidemment envisageable que dans les abattoirs pour l'égorgement de tous les jours.

2. POINT DE VUE SCIENTIFIQUE :

Quelles que soient les dispositions et les précautions prises par le musulman qui procède à l'abattage d'un animal à l'occasion de l'Aïd-el-kébir, opération qu'il exécute dans un lieu de sa maison, patio ou jardin, cette opération ne peut malgré tout échapper à la critique. Certains profanes reprochent en effet à l'abattage selon le rite islamique d'être une méthode barbare de mise à mort non dénuée de douleur : « la saignée ne peut pas ne pasprovoquer de souffrance pour l'animal qui demeure en état de conscience pendant une période de plusieurs minutes ».Comme preuve à l'appui de cette opinion, ils invoquent le fait que la respiration persiste après la saignée, que l'animal se livre à des mouvements de pédalage symptomatiques de la douleur, qu'il essaie de relever la tête et que le réflexe cornéen persiste après l'égorgement.

Toutes ces observations ne sont que des déductions subjectives des faits constatés. En réalité il ressort de travaux accomplis pour administrer la preuve du contraire que la saignée selon le rite islamique répond bien aux préoccupations actuelles de protection des animaux. Les expériences faites par le Professeur SPORRI de l'Institut Vétérinaire de Zurich en 1965 ainsi que les exposés de BALDWIN et HOMA lors du symposium de l'U.F.A.W. (UniversitiesFederation For Animal Welfare) tenu à Potters Bar (Grande-Bretagne) en janvier 1971 établissent les faits suivants. Lors d'une saignée des variations physiologiques importantes sont constatées :

- Le cerveau :

Lors de la saignée il est soumis à une hypoxie nette ainsi qu'à un déficit nutritionnel. Le fait uniquement de clamper les deux carotides se traduit sur l'animal debout par (5) (31) :

- Le manque d'assurance dans le maintien de l'équilibration (vacillements)
- L'altération de la sensorialité (les animaux ont l'air absent et sont moins sensibles à la stimulation douloureuse de la peau).
- L'émission de matières fécales associées à l'occlusion carotidienne (signes sans doute d'une stimulation hypoxique dans certains centres céphaliques).
- par une modification nette de l'électroencéphalogramme

D'après DUKES Professeur de Physiologie à la Section Vétérinaire de l'Université CORNELL (U.S.A.) la perte de conscience et de la faculté de recevoir les stimulations sensorielles, après saignée, surviendrait en deux secondes et ceci serait dû au manque d'oxygène dans le cerveau. En effet l'artère vertébrale et l'artère carotide sont les deux principales artères qui amènent le sang au cerveau. Comme chez les ruminants l'artère vertébrale s'embranche directement sur l'artère carotide, lorsque le boucher procède à la section des carotides, les artères vertébrales se voient ainsi privées de tout apport sanguin. Il a été démontré que, dans les trois secondes qui suivent l'égorgement, la pression sanguine dans le polygone de Willis devenait nulle et celle des artères qui irriguent le cerveau (artère carotide commune, artère occipitale, artère vertébrale, artère maxillaire interne) tombait en une seconde à environ un quart de la valeur initiale.

D'après un éminent neurologue Lord Cohen De Birkenhead, la faible activité électrique du cortex après la saignée ne peut assurer un état de conscience.

- L'appareil respiratoire.

Il est un fait que l'animal égorgé selon le rite islamique continue à respirer plus longtemps que l'animal préalablement étourdi mais cela ne prouve pas que l'animal garde son état de conscience. En étourdissant l'animal, on provoque en lui une lésion nette du centre responsable de la respiration, ce qui déclenche l'arrêt immédiat de celle-ci.

Par contre l'animal égorgé voit ce même centre du rhombencéphale privé juste au moment de la saignée, d'oxygène et de substances chimiques indispensables à son bon fonctionnement.

Ceci, se traduisant par une augmentation de l'amplitude des mouvements respiratoires et par la dilatation des narines qui s'ouvrent à chaque inspiration, ce qui donne l'impression illusoire que l'animal recherche l'air, qu'il est en train de s'asphyxier et de souffrir.

- L'appareil locomoteur.

Sur des animaux en station debout le professeur SPORRI a pratiqué la section des carotides. Ces animaux n'ont pas bougé et après quelques secondes leurs pattes se sont repliées et ils se sont affalés sur le sol. Cette expérience révèle l'absence de réaction de défense ou de sensation de douleur de la part de l'animal égorgé.

Le Professeur SPORRI a en outre démontré que tous les phénomènes nerveux qui contrôlent l'équilibration cessent de fonctionner 6,5 à 9,5 secondes après section des carotides.

- Fonctions psychiques et sensorielles.

Le fait que l'animal reste calme juste après l'égorgement prouve bien que la sensation d'angoisse, de douleur n'est que très peu perçue par la victime.

Si par la suite le corps de l'animal est secoué par des convulsions (mouvements de pédalage), cela ne signifie pas que l'animal ait repris connaissance. La contre-épreuve en est administrée de la façon suivante :

Un animal décérébré manifeste les mêmes signes. De plus cette agitation musculaire apparaît à un moment où la sensorialité de l'animal est certainement abolie depuis longtemps.

De l'avis d'un bon nombre d'expérimentateurs, ces symptômes ne sont que des manifestations de stimulations du système nerveux, l'expression d'une anoxie et d'un déficit nutritionnel au niveau des fibres musculaires ; ce qui, pour le profane est le signe de l'agonie.

3. Point de vue économique : influence du rite sur l'élevage et sur le prix du mouton.

Il est un fait qu'en Tunisie, les fluctuations de l'effectif ovin d'une année à l'autre dépendent essentiellement de la pluviométrie. Cette tradition de l'abattage rituel entraîne une diminution brusque du cheptel ovin du pays puisque le jour de l'Aïd-el-kébir, un mouton au moins est égorgé par famille. En 1978, notre cheptel ovin comptait 2 millions 980.000 unités de productions contre 3 millions seulement en 1979 (d'après les statistiques du Ministère de l'Agriculture). Ceci montre donc que l'élevage ovin est encore bien fragile pour pouvoir supporter sans trop de dommages l'élimination en un seul jour d'un nombre considérable de moutons.

Du fait que cet élevage compte parmi les productions essentielles et importantes en viande du pays, il se doit de bénéficier d'une aide avantageuse de la part de l'Etat. Cependant, cette coutume de l'Aïd-el-kébir encourage encore l'élevage du mouton. En effet, tous les petits éleveurs prennent bien soin de cet animal car ils savent qu'à l'approche de cette fête, le mouton engraissé à très peu de frais, voire même sans aucune dépense, rapportera une petite fortune. Selon la loi de l'offre et de la demande, la veille de l'Aïd, le prix d'un jeune mouton atteint facilement 300,000 DT (150,00 Euros) ce qui représente une somme considérable pour le Tunisien moyen quand on pense que le (S.M.I.G.) est aux environs de 350 ,000 DT.

Malgré cela, une grande majorité de musulmans se font un devoir de se sacrifier à cette coutume parfois même au détriment de leur bourse modeste, bien que le prix du mouton ne cesse de grimper.

Question de rite mise à part, une petite minorité de musulmans considère surtout le « *qu'en-dira-t-on* ». Ce dont ils ont le plus peur c'est avant tout le jugement du voisin, l'Aïd-el-kébir étant moins un rite obligatoire qu'une occasion pour eux de jauger leurs propres disponibilités ainsi que celles des autres. Heureusement tout n'est pas gaspillage car cette viande ne sera pas totalement consommée le jour de l'Aïd mais, sous formes de conserves, elle servira pour toute l'année.

CONCLUSION

Nous appuyant sur des textes religieux, le Coran et les « Hadith », et sur notre expérience personnelle de la chose vue et vécue depuis la plus tendre enfance, nous avons essayé dans cet exposé de décrire et de présenter un rite que tout musulman pratiquant défend énergiquement contre toute tentative de l'effacer des traditions les plus ancrées.

A défaut d'inspection il y a lieu de noter que dans la préparation de la viande fraîche et de conserves il est de coutume de procéder à une cuisson parfaite, la cuisine tunisienne consistant surtout en ragouts et en mets où la viande est bien cuite. Nous avons vu plus haut quels soins particuliers, et au prix de quels efforts, les maîtresses de maison mettent dans la préparation de mets et de salaisons.

Il y a lieu de signaler cependant que la conservation de la viande sous toutes les formes exposées plus haut se fait de moins en moins dans les familles. C'est une coutume qui se perd de plus en plus de nos jours.

C'est dommage, car cette viande salée qui était l'aliment d'agrément de nos ancêtres continue dans certains plats à être appréciée par beaucoup de nos contemporains.

Nous avons vu comment à cette occasion, chaque domicile se transforme l'espace d'un matin en un petit abattoir où le croyant disposé à obéir à la règle religieuse du sacrifice rituel, tâche de se conformer scrupuleusement aux prescriptions dictées par les « Hadith ». Ceux-ci ne tarissent pas d'enseignements et de conseils susceptibles de rendre l'abattage rituel en beaucoup de points conforme aux règles d'hygiène établies par les techniques actuelles.

Une bonne contention, une jugulation rapide entraînent normalement le minimum de douleur pour l'animal à égorger. Dans cet ordre d'idées, nous ne pourrions mieux résumer et conclure qu'avec cette généreuse pensée d'Auguste COMTE :

« Il faudrait accorder un prix d'une valeur exceptionnelle à celui qui nous apprendrait à sacrifier les animaux sans angoisse, sans douleur et sans dommage pour la viande dont nous nous nourrissons ».

BIBLIOGRAPHIE

BIBLIOGRAPHIE

1. **AVRIL (F.)** – L'abattage humanitaire des animaux de boucherie.
Th. Doct. Vét. Alfort 1967.

2. **BAHRINI (M.)** – Préparation des viandes de boucherie en Tunisie.
Th. Doct. Vét. Toulouse 1975.

3. **BARSKY (H.)** – Techniques de contention dans l'abattage rituel.
Th. Doct. Vét. Alfort 1973.

4. **BENEMOUFFOK (A.L.)** – L'hygiène des denrées alimentaires et les lois religieuses de l'Islam.
Th. Doct. Vét. Toulouse 1968.

5. **BERDUGO (V.)** – Abattage rituel et viande cachère.
Th. Doct. Vét. Lyon 1973.

6. **BLACHER (R.)** – Le Coran (Al-qorân)
1 vol. 758 p. Paris G.P. Maisonneuve et Larose 1966.

7. **BRAHMI (C.)** – L'hydatidose humaine et animale en Tunisie.
Th. Doct.V ét. Lyon 1973.

8. **BROUILLET (P.H)** – Etude des modifications au cours de la conservation par le froid ou le salage de la peau destinée à la tannerie : essai d'appréciation à l'aide d'un test enzymatique à la pronase.
Th. Doct.V ét. Lyon 1973.

9. **CAPITAINE (J.)** – La naissance de la profession de boucher dans la civilisation antique.
Th. Doct.V ét.Alfort 1967.

10. COCHIN (P.J.) – Etude du salage des cuirs et peaux en Saumure.
Th. Doct. Vét. Alfort 1968.

11. DERRE (Y.J.) – Les souillures microbiennes des viandes - la bactériémie d'abattage.
Th. Doct.V ét.Alfort 1952.

12. DUBOUCH (P.) Les Arabes relais de l'art vétérinaire antique.
Th. Doct.Vét. Alfort 1958.

13. EL BOKHARI – Les traditions islamiques Tome I.
Paris – Librairie d'Amérique et d'orient, 1997

14. El BOKHARI – Les traditions islamiques Tome II
Paris – Librairie d'Amérique et d'orient, 1977.

15. El BOKHARI – Les traditions islamiques Tome III
Paris – Librairie d'Amérique et d'Orient, 1977.

16. El BOKHARI – Les traditions islamiques Tomes IV
Paris – Librairie d'Amérique et d'Orient, 1977.

17. El FOURGI (M.) – Le chameau tunisien.
Th. Doct.Vét. Toulouse 1950.

18. F.A.O. – La préparation des viandes dans les pays sous développés – Abattage conservation.
Revue F.A.O. 1962.

19. GUILLAUME (M.S) – La réforme des abattoirs aux oasis amélioration de l'hygiène des viandes.
Th. Doct.Vét. Lyon 1967.

20. **HACHICH(M.S)** – Possibilité d'amélioration de l'élevage ovin en Tunisie.
Th. Doct.Vét. ALFORT 1966.

21. **HACINI (N.)** – Cuirs et peaux bruts en Algérie.
Th. Doct.V ét. Lyon 1973.

22. **JAQUET (A.)** – La boucherie traditionnelle au Maroc.
Th. Doct.Vét. Alfort 1956.

23. **LABORDE (J.V)** – De l'abattage des animaux de boucherie au point de vue physiologie.
Biblio.Ac.Med. 1894.

24. **NICOL (J.M)** – Les animaux domestiques à travers les poètes de la renaissance.
Th. Doct.Vét. Toulouse 1978.

25. **Notice commerciale** : Cuirs et peaux tunisiens, 1930.

26. **PICARD (M.)** – Le mouton dans la vie familiale, religieuse et traditionnelle au Maroc.Résultats d'une enquête.
Th. Doct.Vét. Alfort 1974.

27. **RACHI (M.S.)** Les denrées alimentaires d'origine animale en Algérie.
Th. Doct.Vét. Toulouse 1974.

28. **REVEILLON (E.)** – Abattage des animaux au point de vue humanitaire.
Th. Doct.Vét. Lyon 1933.

29. **ROSNER (G.R.)** – Problèmes religieux et économiques de l'alimentation Kasher.
Th. Doct.Vét. Alfort 1968.

30. SAVARY (M.) – Le KORAN

Librairie GARNIER Frères, 1926.

31. SPORRI (H.) – Schaechten und Tierschutz (GUTACHTEN).

Chaire de physiologie de l'Institut Vétérinaire de Zurich, 1965.

BIBLIOGRAPHIE en Langue Arabe :

32. EL ISLAM : Revue hebdomadaire 26 ème Année.
N° 47, Juillet 1957.

33. EL WAIE EL ISLAMI : Revue mensuelle
N° 156 Kuwait, Nov. 1977.

34. LIWA EL ISLAM : Revue mensuelle 11 ème Année.
N° 4, Juillet 1957.

35. MANAR EL ISLAM : Revue mensuelle
N° 11, Nov 1977 (diffusée dans les Emirats Arabes Unis.)

36. MANBAR EL ISLAM : Revue mensuelle 33 ème Année.
N° 12, Déc 1975.

37. Manbar el islam : Revue mensuelle 34ème Année.
N° 12, Déc 1976

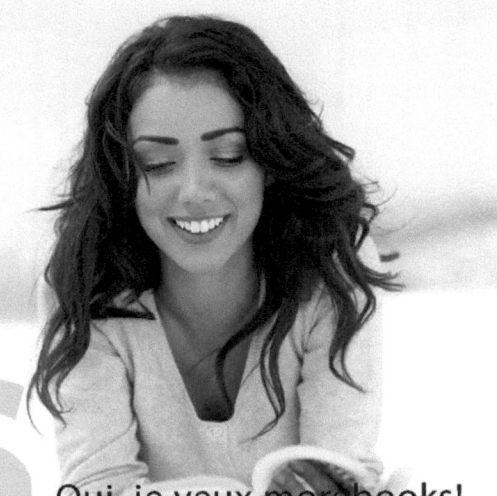

i want morebooks!

Buy your books fast and straightforward online - at one of the world's fastest growing online book stores! Environmentally sound due to Print-on-Demand technologies.

Buy your books online at

www.get-morebooks.com

Achetez vos livres en ligne, vite et bien, sur l'une des librairies en ligne les plus performantes au monde!
En protégeant nos ressources et notre environnement grâce à l'impression à la demande.

La librairie en ligne pour acheter plus vite

www.morebooks.fr

OmniScriptum Marketing DEU GmbH
Heinrich-Böcking-Str. 6-8
D - 66121 Saarbrücken
Telefax: +49 681 93 81 567-9

info@omniscriptum.de
www.omniscriptum.de

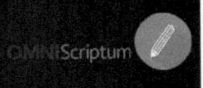

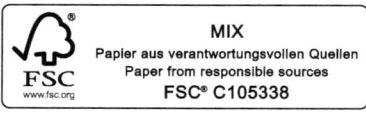

Printed by Books on Demand GmbH, Norderstedt / Germany